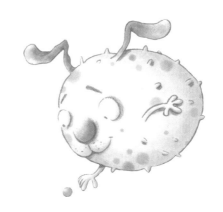

生病时你的身体发生了什么

(德)卡佳·路德维希　著

(德)多罗特·曼科普夫　绘

成希微　张碧君　译

中国轻工业出版社

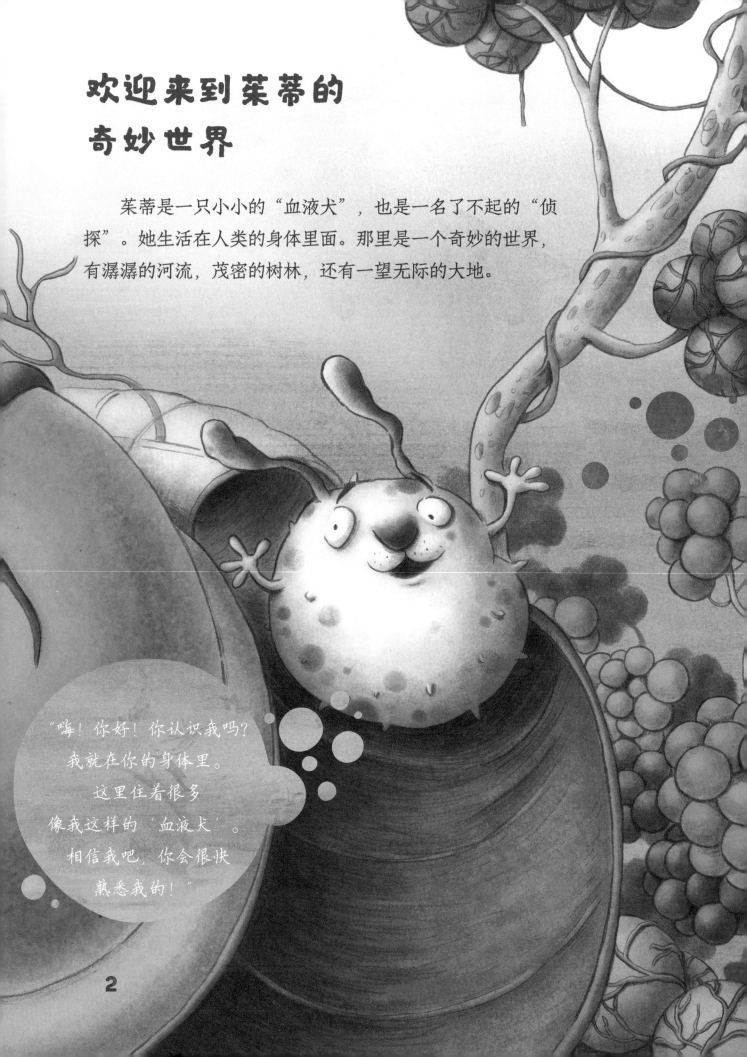

欢迎来到茉蒂的奇妙世界

　　茉蒂是一只小小的"血液犬"，也是一名了不起的"侦探"。她生活在人类的身体里面。那里是一个奇妙的世界，有潺潺的河流，茂密的树林，还有一望无际的大地。

　　"嗨！你好！你认识我吗？我就在你的身体里。这里住着很多像我这样的'血液犬'。相信我吧，你会很快熟悉我的！"

2

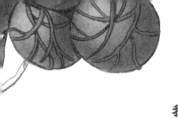

我们是白细胞

在你的身体里，有一群肉眼看不见的小小白细胞。它们尽心尽力地守护着你的健康，日夜不停地追捕那些入侵你身体的坏蛋，并想尽办法将那些坏蛋消灭掉。

这些白细胞来自骨髓，它们通过细胞分裂源源不断地产生。

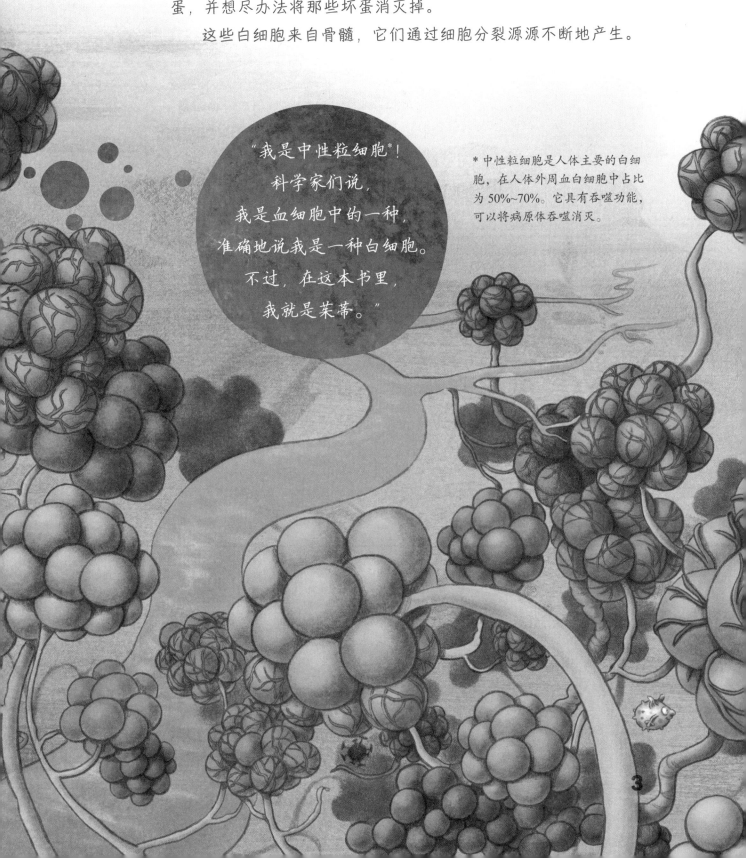

"我是中性粒细胞*！
科学家们说，
我是血细胞中的一种，
准确地说我是一种白细胞。
不过，在这本书里，
我就是茉蒂。"

* 中性粒细胞是人体主要的白细胞，在人体外周血白细胞中占比为50%~70%。它具有吞噬功能，可以将病原体吞噬消灭。

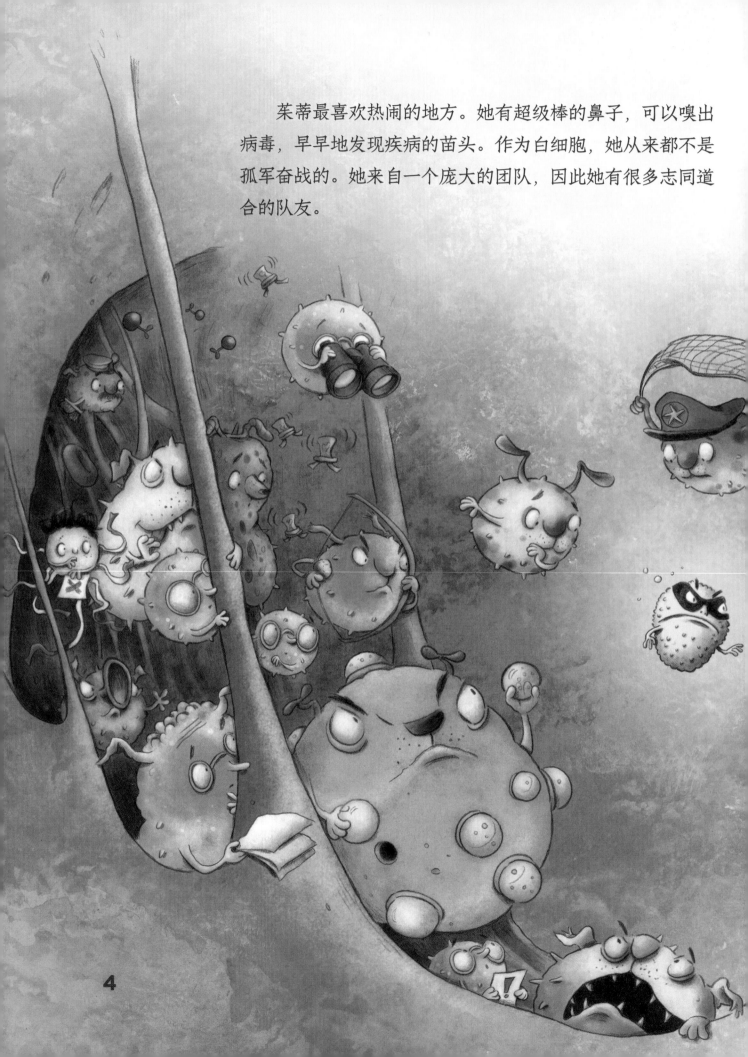

茱蒂最喜欢热闹的地方。她有超级棒的鼻子，可以嗅出病毒，早早地发现疾病的苗头。作为白细胞，她从来都不是孤军奋战的。她来自一个庞大的团队，因此她有很多志同道合的队友。

疾病到底是什么

当你健康时，你的身体处于一种平衡状态，所有器官都在正常运转，因此你感觉不到任何异常。然而，一旦你生病了，这种平衡的状态就会被打破。这时，白细胞会帮助你找出生病的源头——病原体，并在你感觉不舒服之前消灭它们。如果白细胞来不及做到这一点，你的身体就会失去平衡，出现生病的症状。有很多因素会打破你身体的平衡，比如：邪恶的病毒，不好的细菌，一点小擦伤，等等，都可能会给你带来不适的感觉。

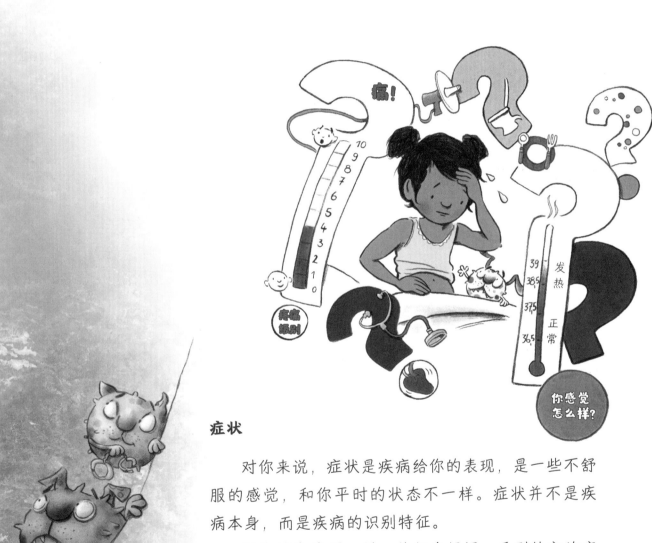

症状

对你来说，症状是疾病给你的表现，是一些不舒服的感觉，和你平时的状态不一样。症状并不是疾病本身，而是疾病的识别特征。

医生就像侦探一样：他们会根据一系列特定的症状或症状组合，推断出疾病的类型。生病常见的症状包含：疼痛、发热、咳嗽、流鼻涕、腹泻、肿胀、皮肤发红和瘙痒等。

加油，一起消灭病原体

茱蒂和队友们刚刚从骨髓里诞生的时候，他们都很兴奋，"出发啦！一起消灭病菌！"有人大喊一声。"原来我们都有着同样的使命。"茱蒂心想。

一大批的白细胞进入血管，他们准备要吃大餐啦！从现在开始，他们要发挥强大的吞噬功能，将病菌统统吞噬。*

* 人类的吞噬细胞有大、小两种，小吞噬细胞是中性粒细胞，大吞噬细胞是巨噬细胞。

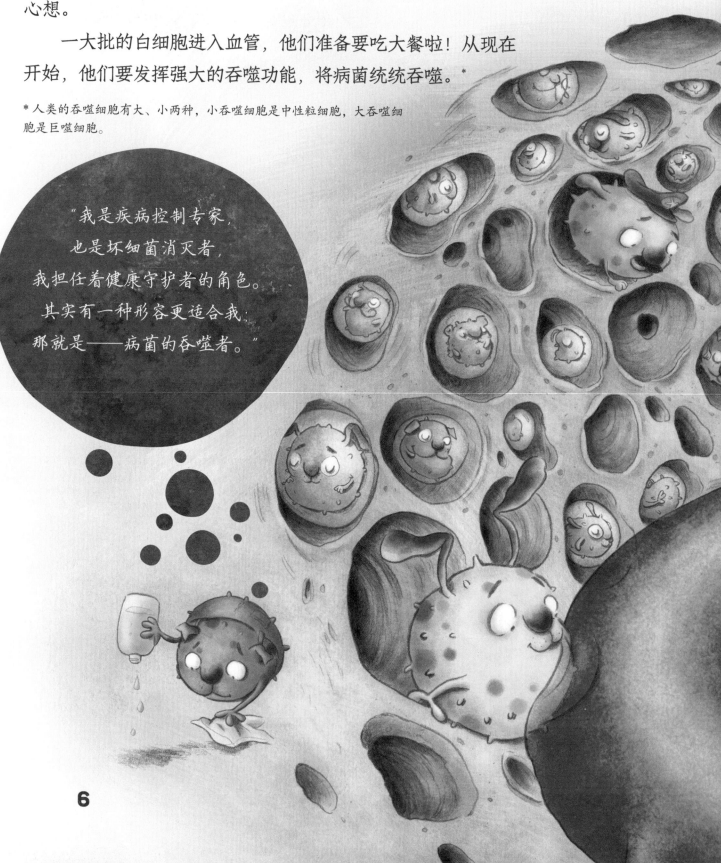

"我是疾病控制专家，
也是坏细菌消灭者，
我担任着健康守护者的角色。
其实有一种形容更适合我：
那就是——病菌的吞噬者。"

白细胞

白细胞是免疫系统的一部分，身体用它来对抗病原体、外来异物和自身功能失常的细胞。

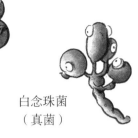

表皮葡萄球菌
（细菌）

白念珠菌
（真菌）

疱疹病毒

病原体

病原体有很多种类。它们总试图入侵你的身体，破坏你身体的平衡。最常见的病原体是病毒、细菌和真菌。其中，病毒的体积最小，它比细菌和真菌小很多。

鼻病毒

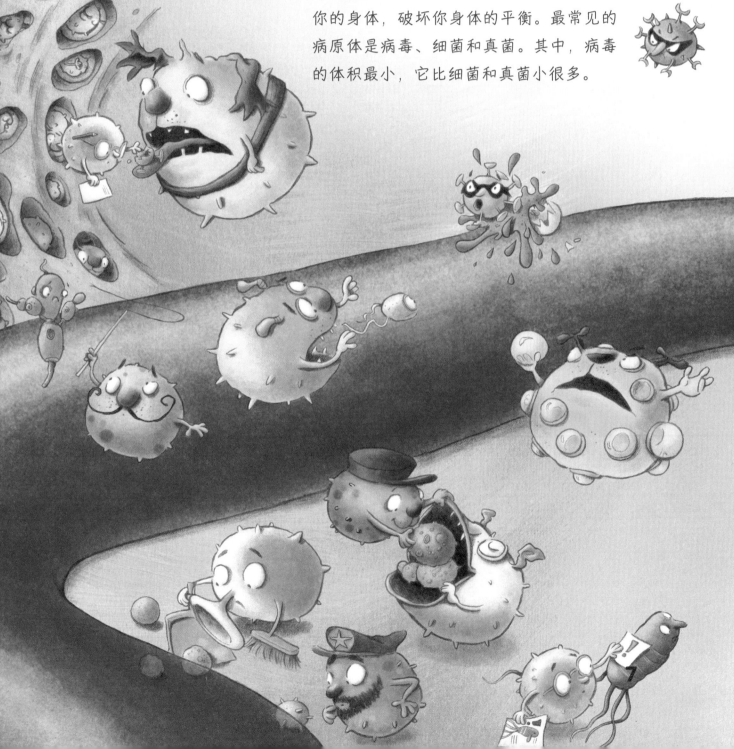

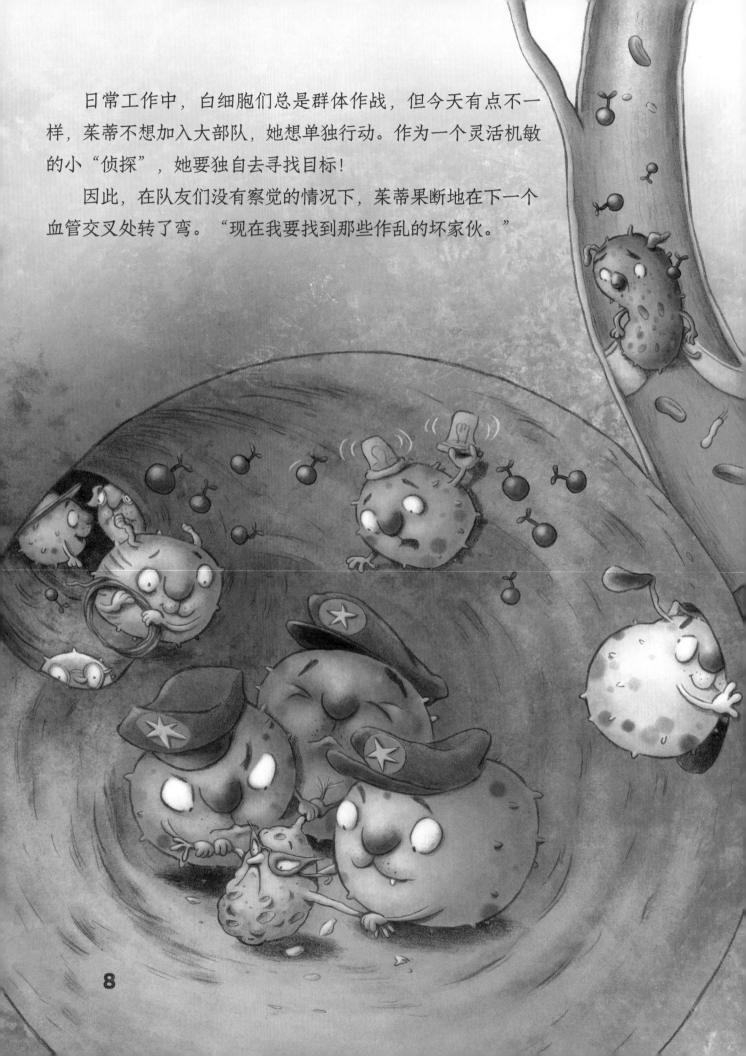

日常工作中，白细胞们总是群体作战，但今天有点不一样，茉蒂不想加入大部队，她想单独行动。作为一个灵活机敏的小"侦探"，她要独自去寻找目标！

因此，在队友们没有察觉的情况下，茉蒂果断地在下一个血管交叉处转了弯。"现在我要找到那些作乱的坏家伙。"

8

炎症与感染

当你的身体出现炎症的时候，血液中的白细胞会聚集在一起，共同保护身体。因此，一旦它们大量聚集，就说明你的身体被感染了。此外，病菌还总是试图传播，感染其他人。

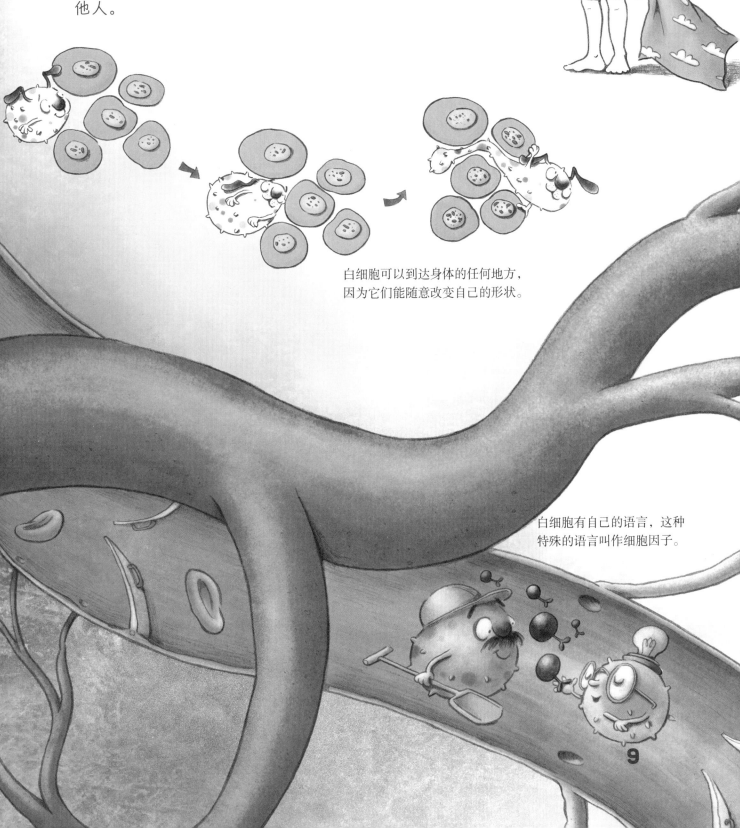

白细胞可以到达身体的任何地方，因为它们能随意改变自己的形状。

白细胞有自己的语言，这种特殊的语言叫作细胞因子。

9

感冒发热：
流鼻涕、嗓子痒痒

当微风吹过鼻腔的绒毛森林时，茱蒂立刻发现了线索：这是感冒病毒的味道！同时她也发现了一个同样机敏的小伙伴，那是一只胖胖的大"血液犬"。

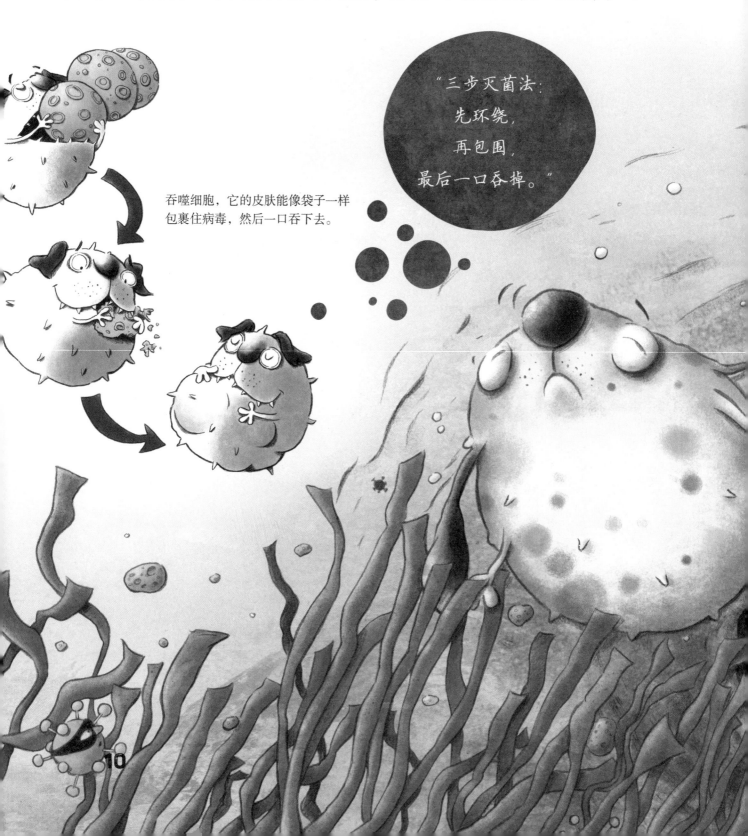

"三步灭菌法：
先环绕，
再包围，
最后一口吞掉。"

吞噬细胞，它的皮肤能像袋子一样包裹住病毒，然后一口吞下去。

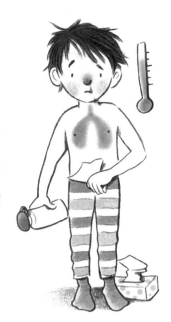

　　茱蒂正准备去和这位新朋友打招呼，还没来得及开口，他突然开始变成了一个体型硕大的巨噬细胞*！茱蒂早就听说过巨噬细胞，他们可以吞噬一切可能对身体造成伤害的东西。茱蒂羡慕地看着他，他呲着嘴说："来吧，美味的病毒自助餐开始！"

* 巨噬细胞是一种单核吞噬细胞，它具有很强的吞噬功能。

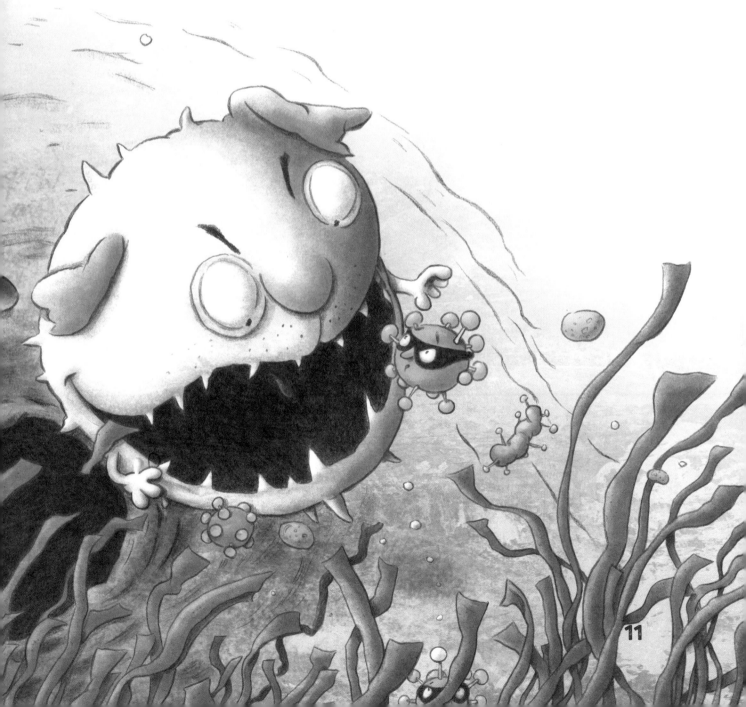

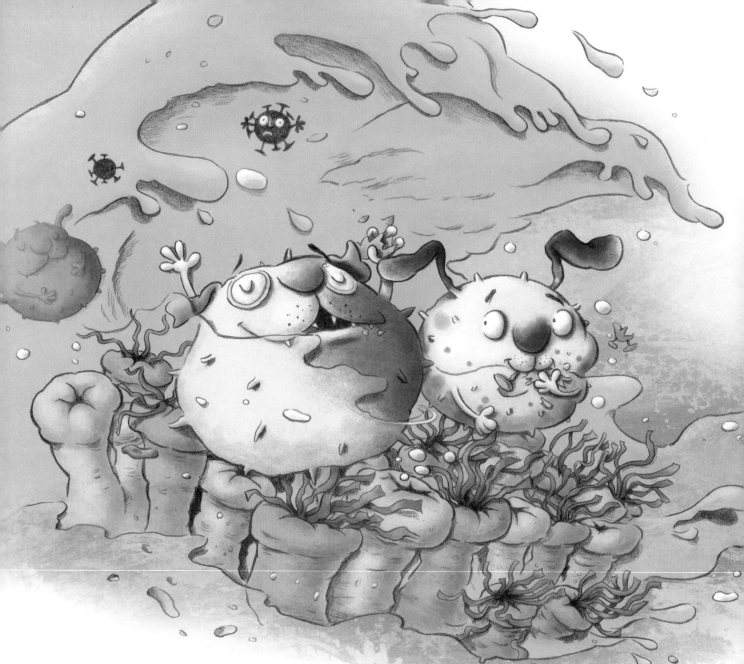

　　渐渐地，越来越多的白细胞汇聚到一起。咳嗽声在他们周围此起彼伏，但没有人因此而停止吃病毒大餐。"你好，我是茉蒂。"茉蒂对那个胖子说，"你叫什么名字？"

　　"吞吞，"他打了个嗝，说道，"我吃得太饱了。"突然有人大喊一声："准备，有鼻涕要起飞了！"

　　一瞬间，刚才聚集在一起的那些吞噬细胞，伴随着浓稠的鼻涕，沉重地落在了纸巾上。

　　"下班了！"吞吞满意地打了个哈欠。不知不觉，刚刚聚集在一起吃病毒大餐的那些白细胞已经悄悄地散去了。

12

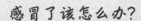

感冒了该怎么办?

首先你要多喝水,让鼻纤毛和黏膜保持湿润。如果你觉得白开水难以下咽,柠檬水、蜂蜜水也是不错的选择。

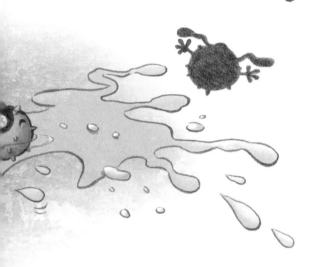

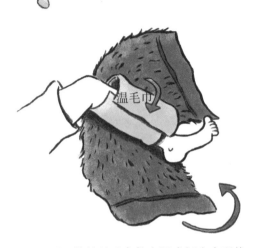

温毛巾

用温热的湿毛巾敷小腿或额头来退烧

唾液(口水)

唾液主要由水组成,其中含有非常有用的成分。这些成分有的具有止痛作用,有的则可以对抗外来的细菌和病毒。

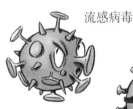

流感病毒

冠状病毒

鼻病毒

感冒

头晕、喉咙痛、声音沙哑、流鼻涕、打喷嚏、咳嗽,这些都是感冒的症状。你感冒的时候,有时会发热,那是因为你的皮肤血液循环不畅,从而让身体内部积累了很多的热量,这些热量可以杀死入侵你身体的病菌。因此,发热并不总是坏事,它是在告诉你:你的身体正在努力工作。长时间的高热会让你很疲惫,所以就需要想办法降温退热,比如用湿毛巾敷小腿。

腹泻、肚子疼：肚子咕噜咕噜响

  茉蒂刚从骨髓中被重新"孵化"出来，她就注意到肠道里正在经历一场风暴。不好，有状况发生！出发吧！在那里也许能再次遇到吞吞。

  肠道内果真有事发生。从结肠涌向肛门的东西，又稀又臭；肠道内气体和液体快速通过，发出巨大的声音。对于茉蒂来说，来这里的过程就像坐过山车一样。她的朋友细细和菌菌已在那里等她了，他们是两种肠道细菌，一直住在肠道里。细细和菌菌十分欢迎茉蒂的到来，他们兴奋地喊道："快，我们来玩捉迷藏吧！"

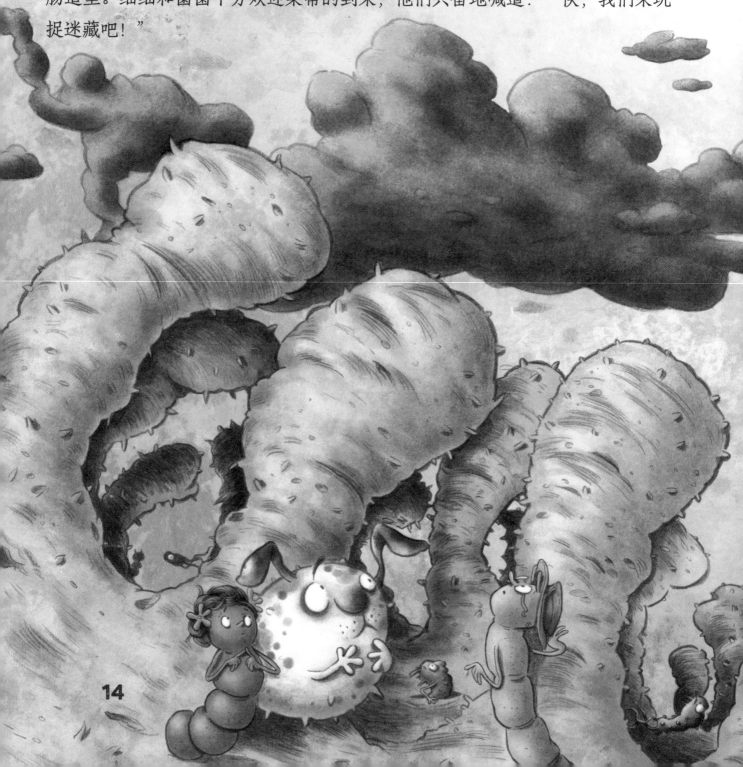

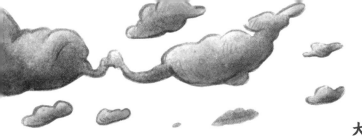

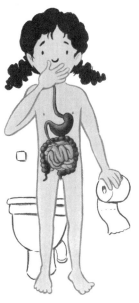

大便

便便、粑粑、屎、臭臭……有很多词可以表述从肛门里出来的大便。实际上它是细菌分解后的食物残渣，是身体不可再利用的废物。

腹泻和呕吐

和发热一样，腹泻和呕吐也是身体试图把坏细菌或其他毒素排出体外的一种方式。腹泻和呕吐时，肠道的运动比平时多，你可能会感觉到腹痛。此时，胃和肠道中也会产生更多的液体，以便排出病原体。除了病原体以外，其他原因也可能引起腹泻，比如：压力大、过于兴奋或吃了不适合你的食物……

小贴士！

如果感觉到腹痛怎么办？

你如果感觉腹痛，可以喝点温水，或在肚子上放一个热水袋。当肠道的风暴过去后，肠道里的细菌需要恢复元气，因此，你需要吃一些好吃易消化的食物！

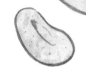

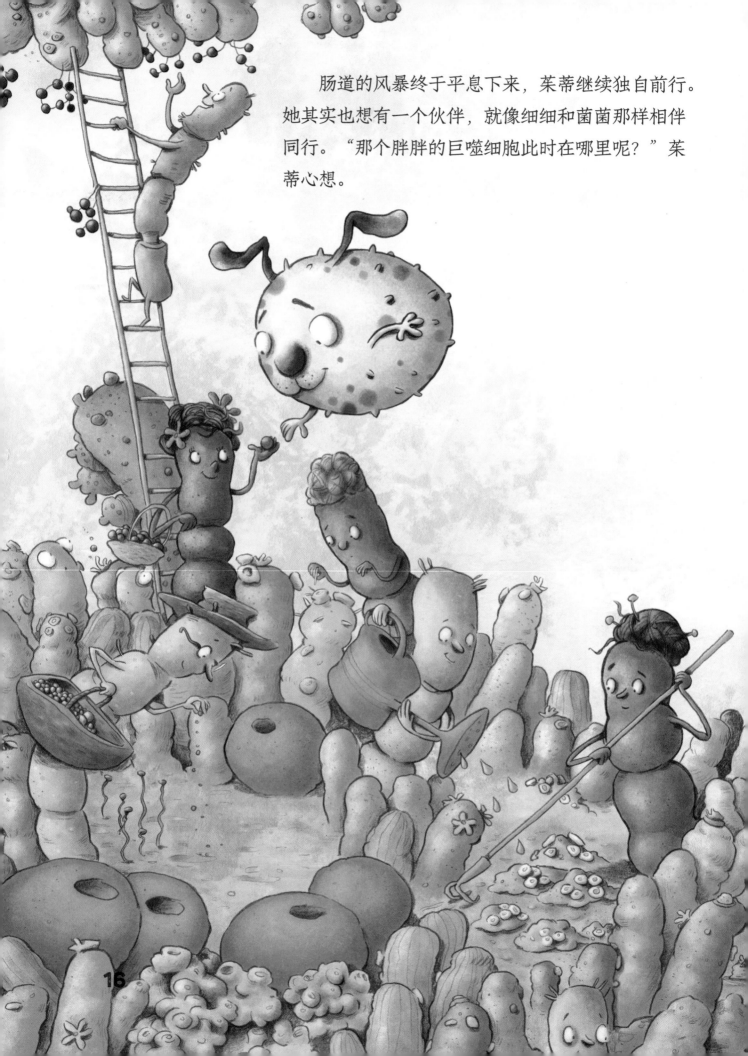

肠道的风暴终于平息下来，茱蒂继续独自前行。她其实也想有一个伙伴，就像细细和菌菌那样相伴同行。"那个胖胖的巨噬细胞此时在哪里呢？"茱蒂心想。

16

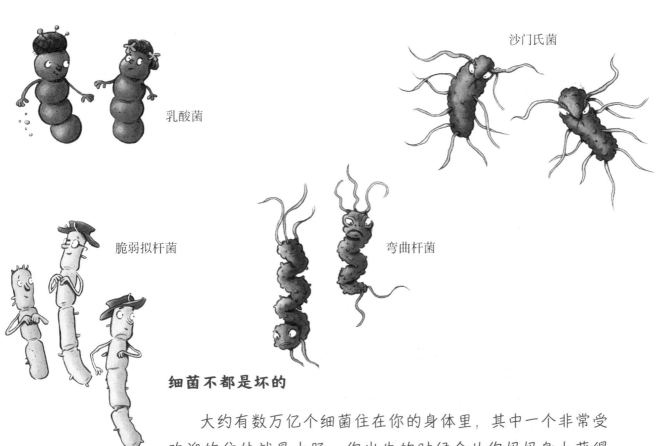

乳酸菌

沙门氏菌

脆弱拟杆菌

弯曲杆菌

细菌不都是坏的

大约有数万亿个细菌住在你的身体里，其中一个非常受欢迎的住处就是大肠。你出生的时候会从你妈妈身上获得一部分细菌。其他的细菌则可能会通过食物、手或者和宠物的亲吻等方式进入你的身体。有些细菌会成为你无法替代的朋友：它们或有助于消化食物、滋养黏膜细胞，或生成人体重要的维生素。

白细胞是你身体的一部分，通过它们，你的身体将学会分辨哪些是好的细菌，哪些是坏的细菌。因为并不是所有的细菌都是好的，其中有一些坏蛋可能会对你的身体造成伤害。

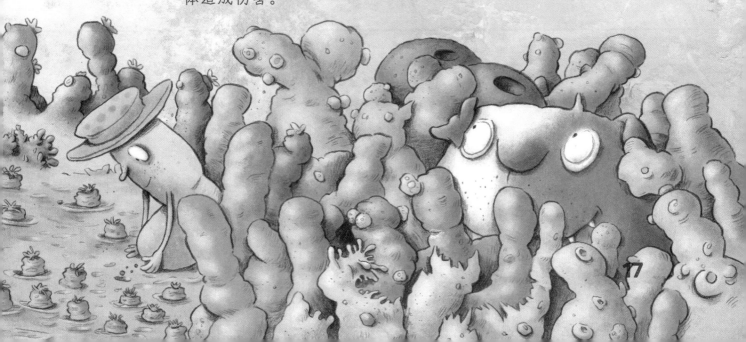

瘙痒难忍：寄生虫入侵

"警报！有怪物！"茱蒂听到有人低声叫道。几秒钟后，"人体的右膝窝会经历一次恐怖袭击。"

茱蒂并不害怕像蜱虫、蚊子或蠕虫这样的巨型怪物。作为一个护卫人体健康的"血液犬"，她十分勇敢地就冲了过去。"要是能和我那个朋友一起去就更好了！"她边跑边想。

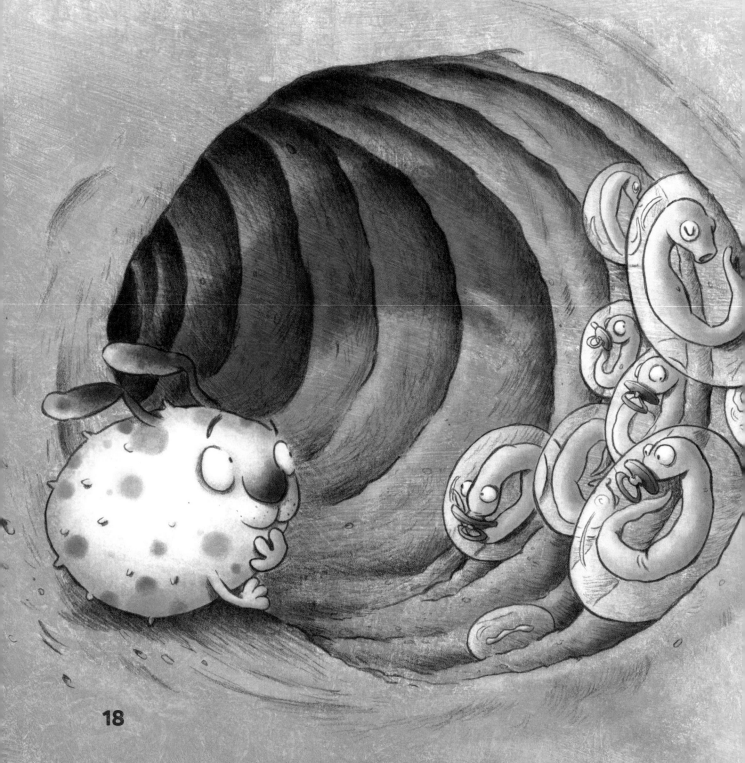

蛲虫

因为屁股痒睡不着？也许你患上了蛲虫！这些蠕虫又小又活跃，它们会在夜间从肠道中爬出来，在你的肛门褶皱里产下微小的卵。当你挠痒时，这些卵就会趁机粘在你的手指上，然后你的手指就会把它们带到各处。如果你吃东西前没好好洗手，这种卵会随着食物进入肠道，在那里，卵孵化成虫并不断地偷吃你吃进肚子里的食物。身体里有蛲虫虽然不是很严重的疾病，但是很烦人。为了摆脱它们，你需要服用驱虫药。

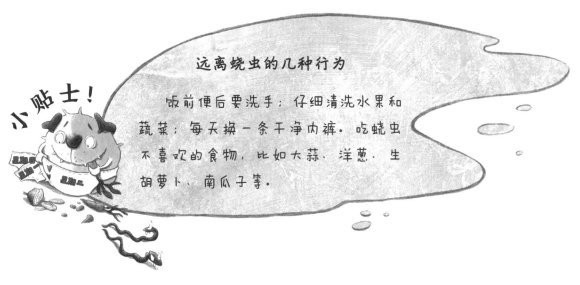

小贴士！

远离蛲虫的几种行为

饭前便后要洗手；仔细清洗水果和蔬菜；每天换一条干净内裤。吃蛲虫不喜欢的食物，比如大蒜、洋葱、生胡萝卜、南瓜子等。

虱子

虱子很容易被传播，大家聚在一起时，虱子经常会从一个人的头上跳到另一个人的头上去。它们时常会咬破你的皮肤，吸取一点血液来品尝。据说被虱子咬过的地方会很痒，因此，你可别有虱子这样的"室友"哦！

虱子卵

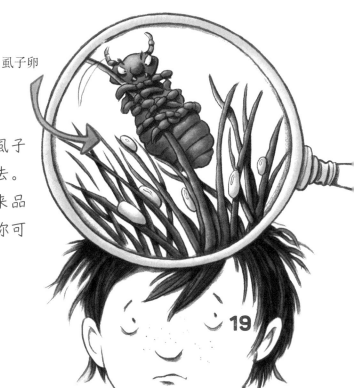

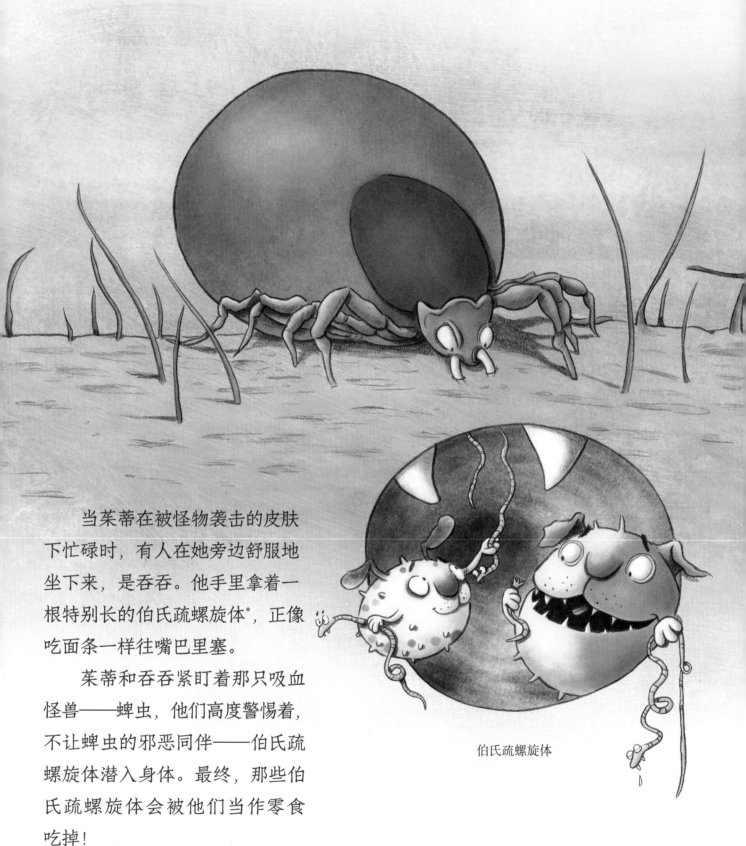

当茉蒂在被怪物袭击的皮肤下忙碌时，有人在她旁边舒服地坐下来，是吞吞。他手里拿着一根特别长的伯氏疏螺旋体*，正像吃面条一样往嘴巴里塞。

茉蒂和吞吞紧盯着那只吸血怪兽——蜱虫，他们高度警惕着，不让蜱虫的邪恶同伴——伯氏疏螺旋体潜入身体。最终，那些伯氏疏螺旋体会被他们当作零食吃掉！

伯氏疏螺旋体

*蜱虫通常携带莱姆病的病原体——伯氏疏螺旋体。

20

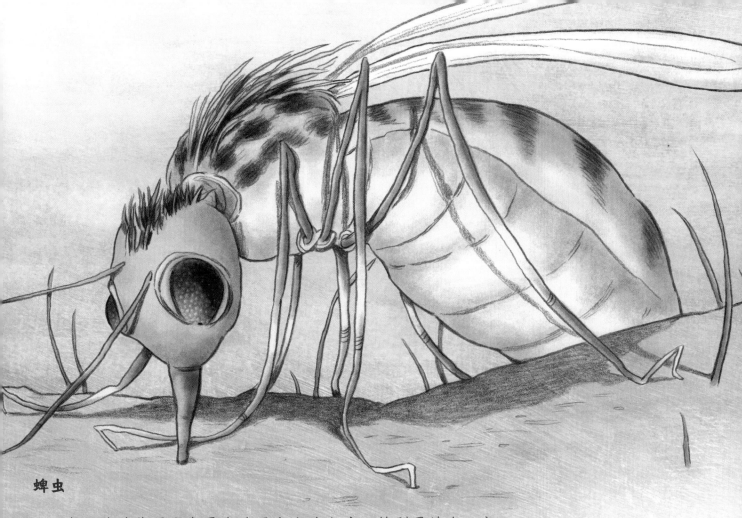

蜱虫

    有一些迷你吸血鬼最喜欢吸食人的血液，特别是蜱虫。它们可能携带着病菌，当它们叮咬你时，病菌会直接进入你的血液。因此，蜱虫可能是细菌们的"旅行大巴"。在叮咬你之前，蜱虫会在你身上爬行一段时间，寻找到它们喜欢的地方，然后一口咬下去，再悄悄吸食你的血液。

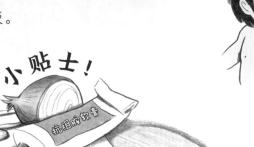

小贴士！

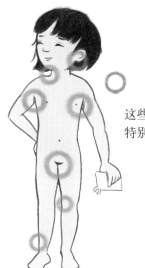

这些地方蜱虫特别喜欢

被叮咬或蜇伤时该怎么办？

    保持警惕！最好立即拔出蜱虫：可以用镊子或蜱虫夹垂直拔出，不要旋转，以免扩大伤口。对于被昆虫叮咬的伤口，最好的办法是在医生的指导下搽一点药膏。

21

皮肤状况：小心感染

经历过可怕的吸血袭击之后，茉蒂和吞吞一起继续往前走。

一座巨大的山丘出现在他们眼前。

"这是什么？"吞吞大声问道。

"我不知道。"茉蒂说。"来，我们去问问聪明的淋巴细胞，他绝对知道。毕竟，他是一个有学问的白细胞。"

疣

疣是由人乳头瘤病毒感染引起的，这种病毒会侵入皮肤并在皮肤细胞中生长。它们具有传染性，但通常不会造成严重的伤害。

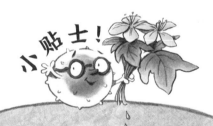

小贴士！

如何摆脱疣？

疣通常会自行消失。如果它们让你烦恼，你可以去医院处理，皮肤科医生会用冷冻喷雾或者药物帮你去掉它们。你也可以无视它们的存在，或者在心里默念：

"我所看见的，

会逐渐消失；

我所触摸的，

会慢慢变软；

疣子，疣子，

消失吧！"

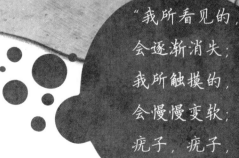

22

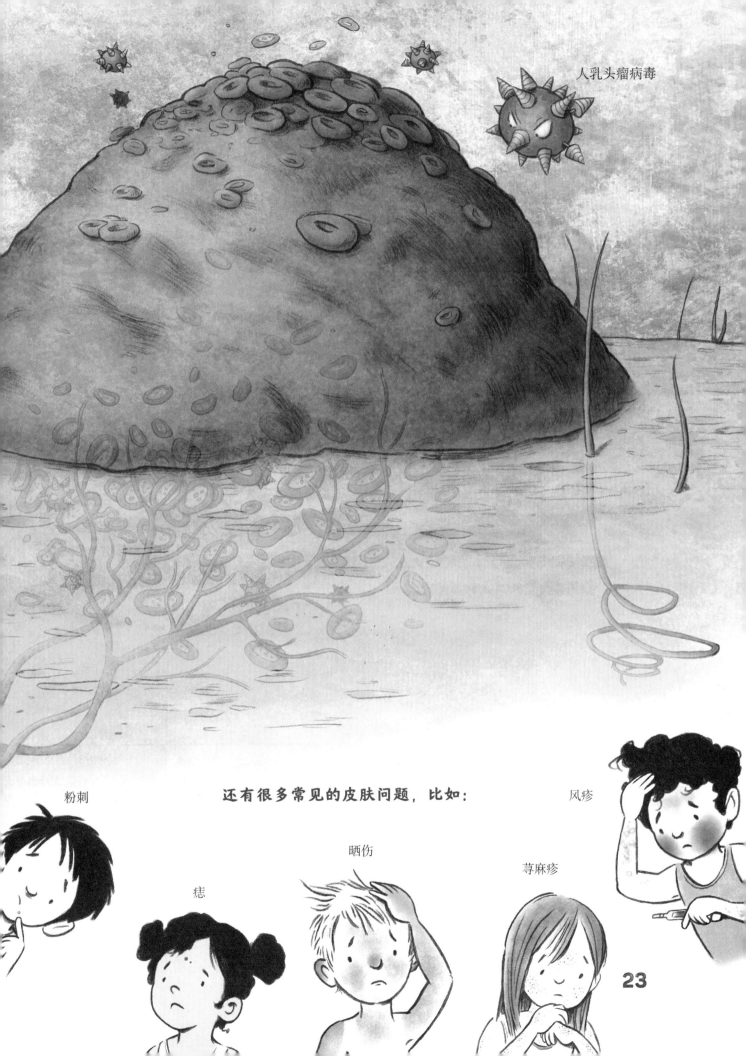

人乳头瘤病毒

还有很多常见的皮肤问题，比如：

粉刺

痣

晒伤

荨麻疹

风疹

23

不过，淋巴细胞也无法解答他们的疑问。

"这些病毒我也没有见过。"他有点尴尬地说。

"那我们现在该怎么办？"茉蒂担心地问道。

"有时候我们只要知道事情并不严重就足够了，"一位老记忆细胞*插话道。

"那我就全都吃掉。"吞吞喷喷有声。

"好主意，"老记忆细胞点头赞同，"清理病毒对处理皮肤问题通常会有帮助。"

*记忆细胞是一种免疫细胞，它可以在人体内存在数月，甚至几十年。

聪明的淋巴细胞

淋巴细胞是白细胞的一种，主要生活和工作在淋巴结中。当它们工作时，你可能会感觉到淋巴结肿大。淋巴细胞从你的疾病中学习知识。其中一些会成为睿智的记忆细胞，像存储卡一样保存它们学到的知识。当有害的细菌再次进入你身体的时候，它们就能迅速识别它。疫苗就是利用了淋巴细胞的这种能力：在你的皮下注射一点弱化的病原体（也就是疫苗），让淋巴细胞提前学习、形成对抗这些病原体的防御机制，这样就可以达到预防某种疾病的目的了。

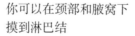
你可以在颈部和腋窝下摸到淋巴结

接种疫苗有帮助

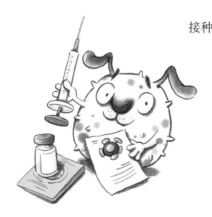

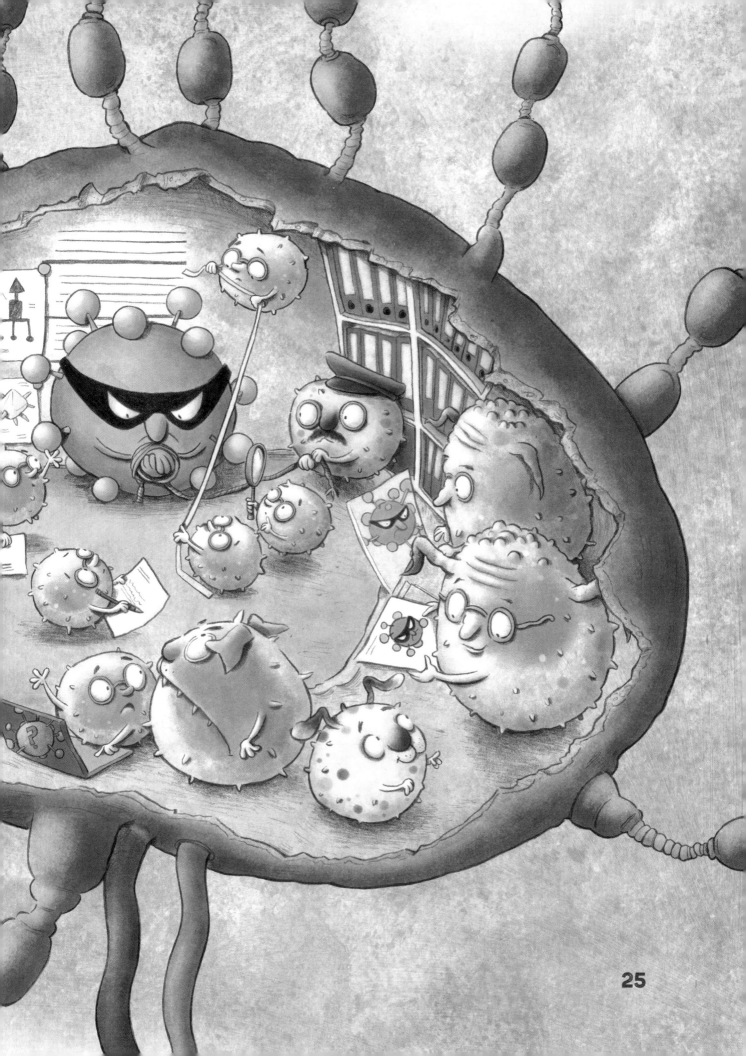

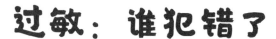

过敏：谁犯错了

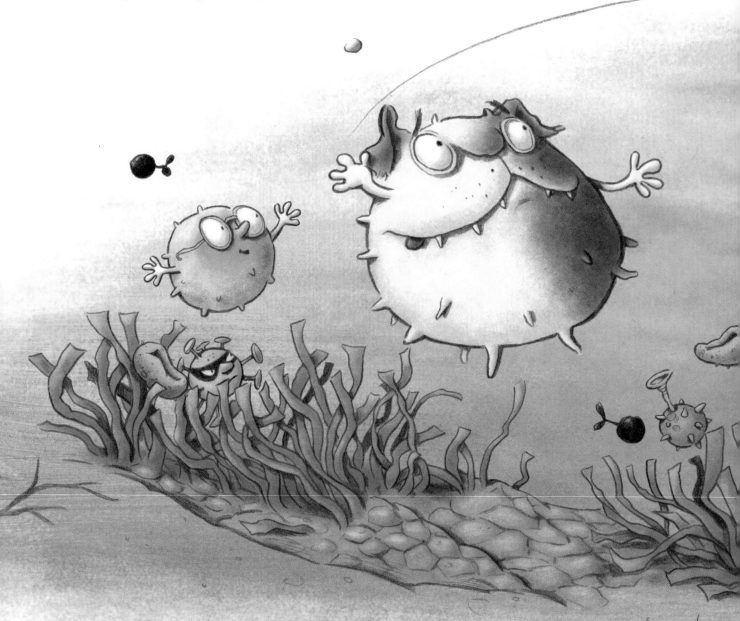

　　茱蒂和吞吞正在鼻子里玩花粉球，突然，茱蒂压低了声音说："哦，不！肥大细胞来了。真是个不速之客。""这位远房表兄的脾气可不太好。"

　　正说着，肥大细胞的怒喊声传来了："你们在玩什么？还不赶紧吞噬你们手上这些讨厌的入侵者！"

　　"瞎说！它们根本不是坏人！"茱蒂舔了一下花粉，"它们一点儿味道都没有！你又在夸大其词了。"

　　"你一点儿都不懂！"肥大细胞朝他们怒吼道。

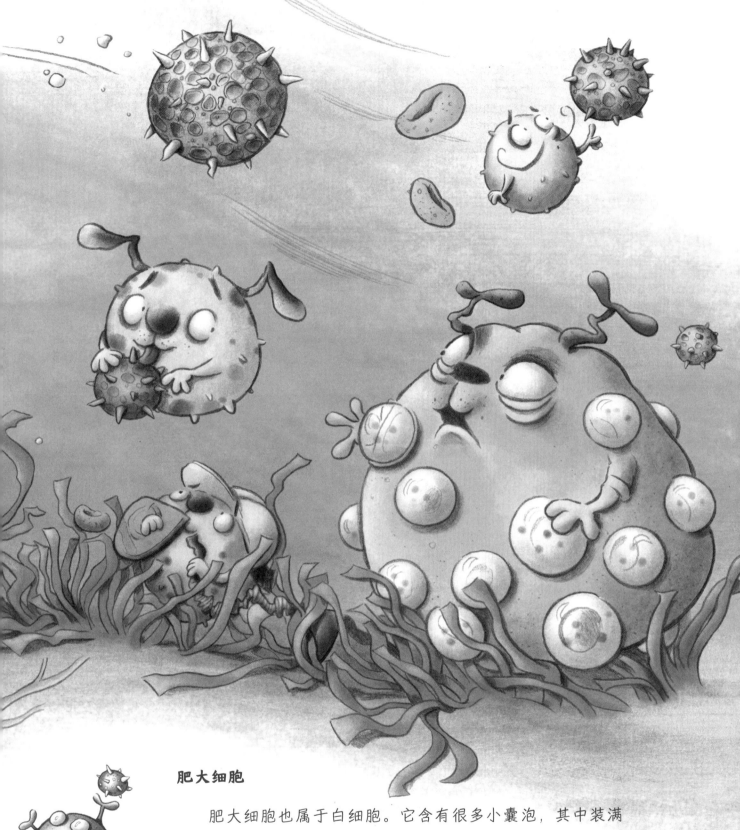

肥大细胞

　　肥大细胞也属于白细胞。它含有很多小囊泡，其中装满了信使物质*。这些信使物质在免疫反应中起重要作用，例如召唤其他白细胞或加快周围血液循环。在过敏情况下，肥大细胞的反应非常强烈。

* 信使物质是指在细胞通讯中传递信息的小分子物质。

"小心！"淋巴细胞突然喊道。

话音未落，一个喷嚏爆发出来！

"这些可爱的花粉竟然搞出这么大动静?!"

茱蒂生气了，她愤怒地跳进了一条小小的血流中。

"走，吞吞，我们离开这里吧！"

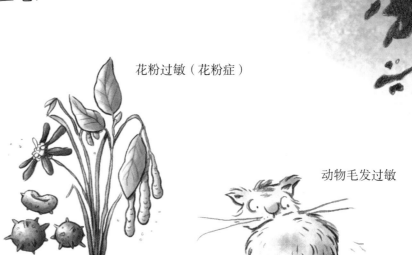
花粉过敏（花粉症）

尘螨过敏

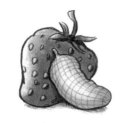
动物毛发过敏

食物过敏

过敏

过敏是对无害的物质产生了过度反应，使免疫系统出现问题。过敏有不同症状，大多数表现为鼻塞、咳嗽或皮疹，也有呼吸困难和休克之类的严重反应。出现严重反应时需要及时到医院就诊。

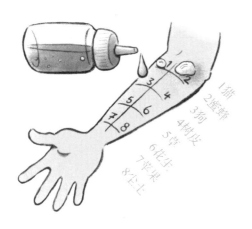
过敏测试

1猫
2螨虫
3狗
4树皮
5草
6花生
7芒果
8坚果

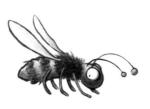
昆虫叮咬过敏

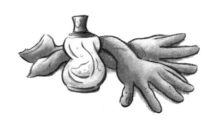
接触过敏（橡胶、清洁剂等）

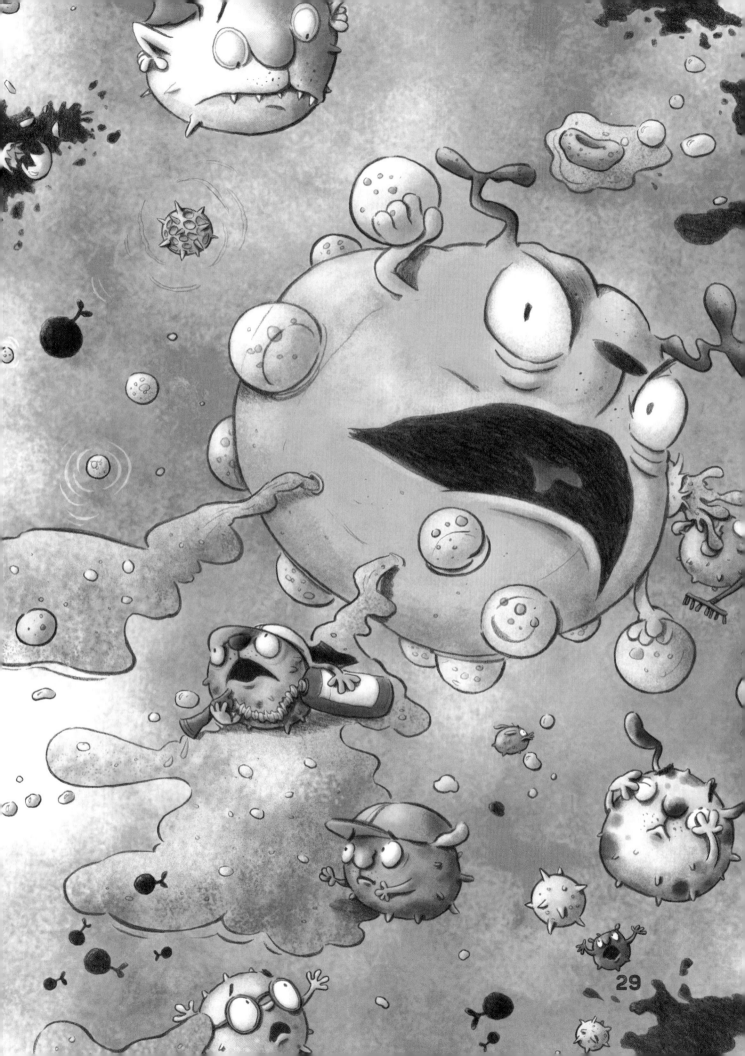

外伤：哦，不！流血了

茱蒂一边顺着血管漂流，一边四处寻找。吞吞在哪里？他怎么没像往常那样跟着她呢？突然间，血流变得湍急起来，一定是某处在流血！

"一级警报！"茱蒂尖叫着，急忙去找她的表姐血小板。此时，血小板比吞噬细胞更重要，因为止血离不开血小板的帮助。

血小板

血小板具有黏性，负责止血。它们能塞住血管壁上的破洞。对于血小板来说，血液就像是一个流动的车间，它可以在那里找到一切需要的东西。

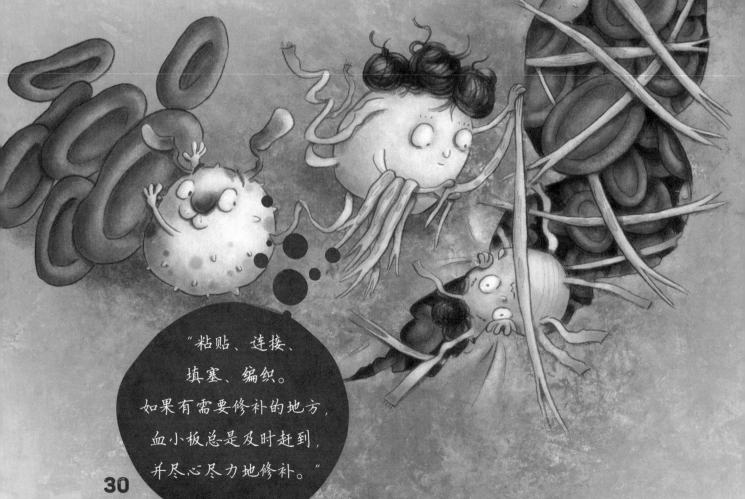

"粘贴、连接、
填塞、编织。
如果有需要修补的地方，
血小板总是及时赶到，
并尽心尽力地修补。"

30

"我已经到了！"一个尖细的声音传来，那正是血小板。当有地方流血时，血小板总是迅速到达并黏附于创伤处。"暂时恢复正常了。"她停顿了一下，"现在该医生们出马了。"

伤口愈合过程

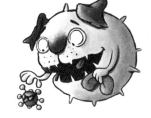

排出细菌　　　　　　　　　伤口暂时封闭　　　　　　　　　疤痕形成

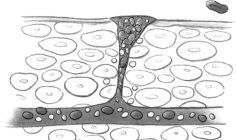
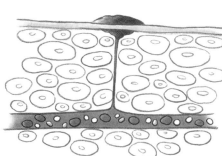

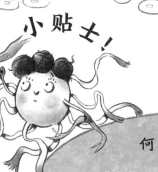

小贴士！

何时应该去就医？

如果伤口很脏、很大或撕裂开，那就应该赶紧去医院。如果伤口较小，可以用医用组织胶黏合；如果伤口较大，就必须缝合。

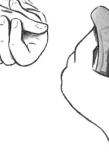

伤口的愈合与护理

止血后，伤口就会开始愈合了。

擦伤通常只会伤及皮肤的表层，不会留下疤痕。

伤口消毒：别紧张，有些伤口喷雾不会让你火辣辣地痛。

紧压伤口的边缘：这样有助于止血，把伤口的两侧挤到一起，它们会在血小板的作用下更快地愈合。

钝伤：
疼啊！肿得好厉害

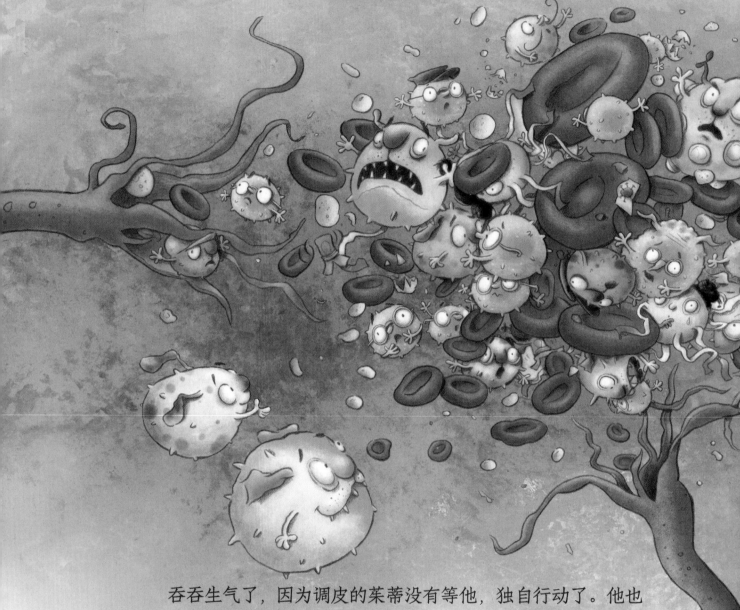

    吞吞生气了，因为调皮的茱蒂没有等他，独自行动了。他也想看看血小板！

    "别生气嘛，"茱蒂有点抱歉地说，"我们一起去滑黏液滑梯吧！"

    当他们到达滑梯时，突然间传来一声巨响，口腔黏膜掀起了巨浪，疼痛的警报也响了，那警报从额头传来。

    "撞头了。"吞吞很专业地说出他的判断。

32

"嗯，撞得不轻，恐怕会头晕目眩。"茉蒂无奈地摇摇头。

"还好吧。"吞吞说着舔了舔嘴巴，"这会形成一个'完美'的蓝色瘀血'布丁'！"

"好吧，那就别想去滑滑梯了。"茉蒂蓄势待发，"看谁先到达啊！"

瘀青

瘀青是由于血管破裂，血液渗入周围组织而形成的。在那里，血液会变得浓稠，然后被逐渐分解。吞噬细胞会帮助瘀青部位恢复正常。在吞噬细胞的帮助下，你能看到瘀青逐渐变浅，然后消失。

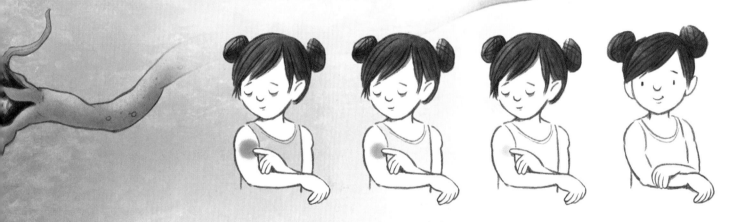

拉伤、扭伤、擦伤，这些是什么？

拉伤：当你的肌肉和韧带突然受到强烈拉扯时，就会发生拉伤。在这种情况下，个别肌肉纤维和血管可能会破裂。

扭伤：扭伤是指发生在关节韧带上的拉伤。

擦伤：当你不小心摔倒，皮肤受到外界的摩擦，就会发生擦伤。

无论受了哪种伤，你都会非常疼痛，受伤部位可能会肿起来，有时还会出现瘀青。

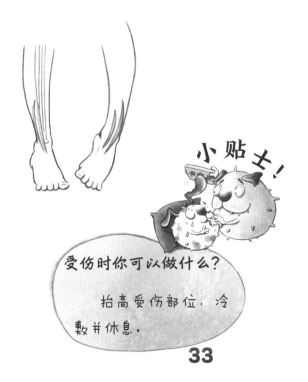

小贴士！

受伤时你可以做什么？

抬高受伤部位，冷敷并休息。

33

骨折：需要外界的帮助

　　有时候，身体受伤太严重了，白细胞没法独自解决问题。这时，就需要外界的帮助了。

　　突然间，一声巨响使他们的世界产生了前所未有的震动。地震？看来是某处受到了剧烈的撞击。疼痛的警报又响了！

　　茉蒂和吞吞震惊地看着对方。

　　"快点！"茉蒂喊道，"我们现在需要马上赶去帮忙。"

　　"但是，到底去哪里？"吞吞哀号道，"到处都在响！"

　　"我感觉大多数警报都来自左前臂。"茉蒂喘着气说。

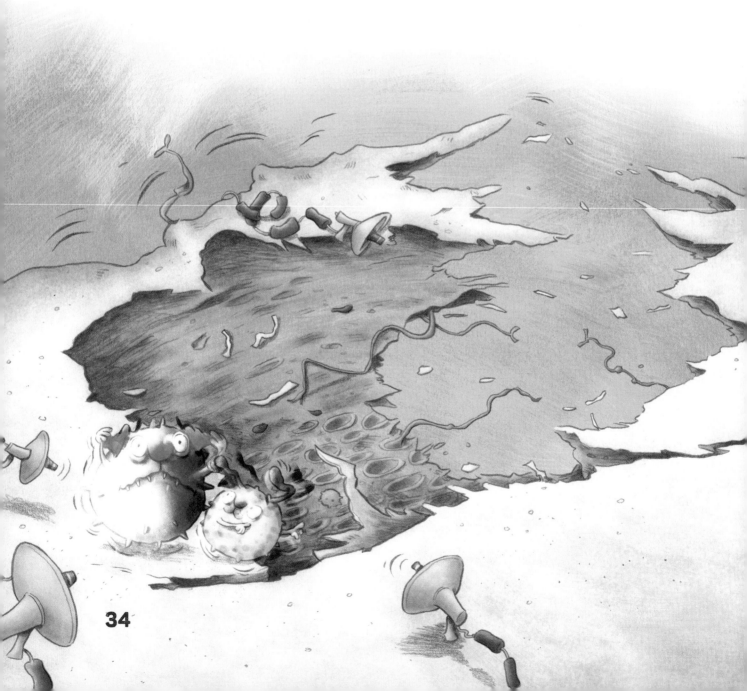

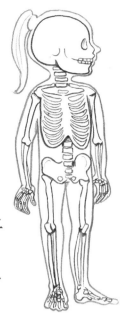

那令人毛骨悚然的骨裂声让所有白细胞都感到非常紧张。

"我觉得是骨折了。"茱蒂沮丧地说。

堆积如山的"碎石"、深深的沟和流血汇成的血池已经形成。

吞吞点点头："这看上去像是一个巨大的工地。我们要在这里忙上一段时间了。"

过了一会儿，那诡异的吱吱声突然变小了，身体的疼痛警报也小了一些。

"你感觉到了吗，吞吞？那肯定是来自外界的帮助！"茱蒂松了口气，"现在我们可以休息一下了。"

骨折

先使用X光机拍摄一幅骨骼的黑白照片，检查受伤的位置。如果骨折了，一般会使用夹板、石膏、外固定支架、绷带等来固定，这样骨骼才能好好愈合。这些固定器材会使骨骼保持在正确的位置。如果骨骼严重破碎或移位，可能需要做手术将骨骼重新拼在一起。为了防止骨骼再次移位，可能会用钢板或螺丝固定住它们。

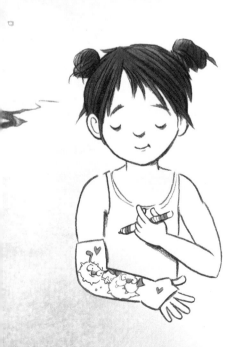

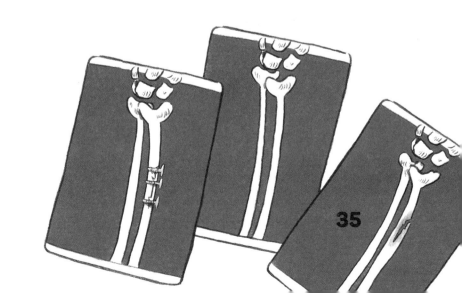

阑尾炎：
呼叫紧急救援

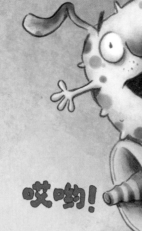

哎哟！

白细胞到处都是，病原体也到处都是。

"哎呀，我好热啊！"吞吞喘着气说。他懒洋洋地张开嘴巴，又吞下一些细菌。

右下腹部的疼痛警报已经响了很久了。

"为什么没有人听到我们的求援警报？"茱蒂沮丧地说。"这里真的有紧急情况，需要外界的帮助！我们解决不了！"

"最好搬家吧！"茱蒂对她的朋友菌菌和细细喊道，"这里情况不太好。"

"嗯，我们正准备着呢，"菌菌说，"我们要搬去和升结肠那边的亲戚一起住了。"

突然间，他们周围的一切都开始摇晃起来。

"难道现在还要再来一场肠道风暴吗？"吞吞哀号道，"我觉得恶心！因为我吃得太多了！"

"快好了，吞吞！"茱蒂喘着气说道，"外面的紧急清理队来了！快，我们去看看！"

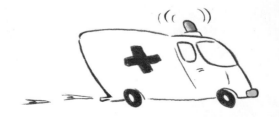

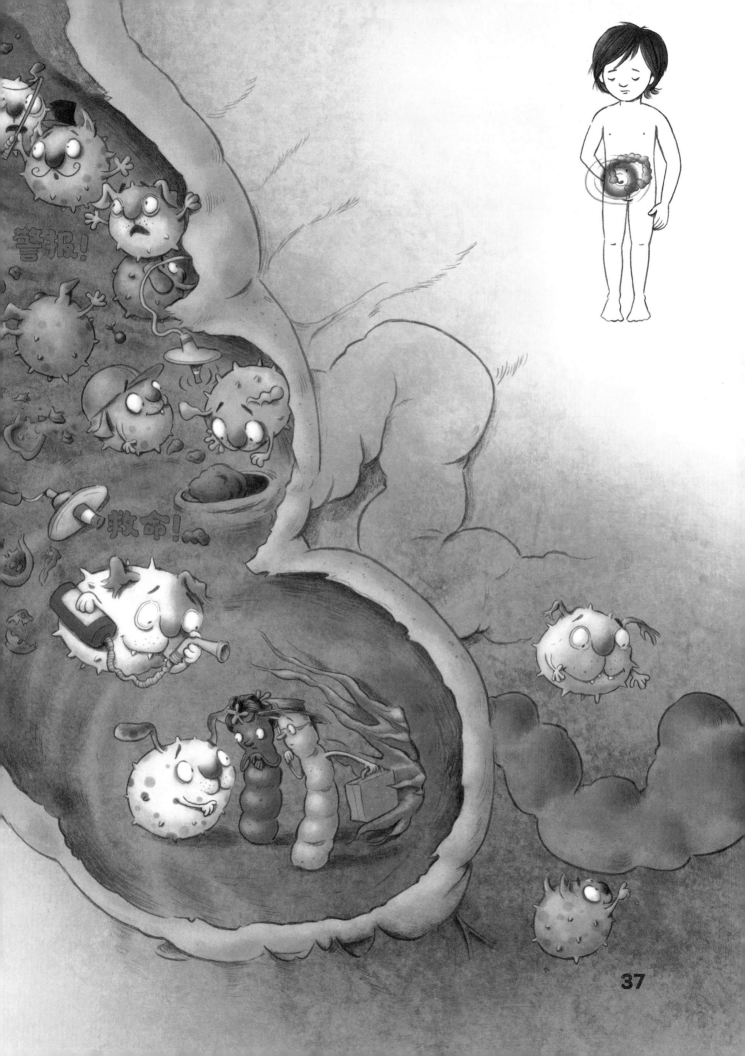

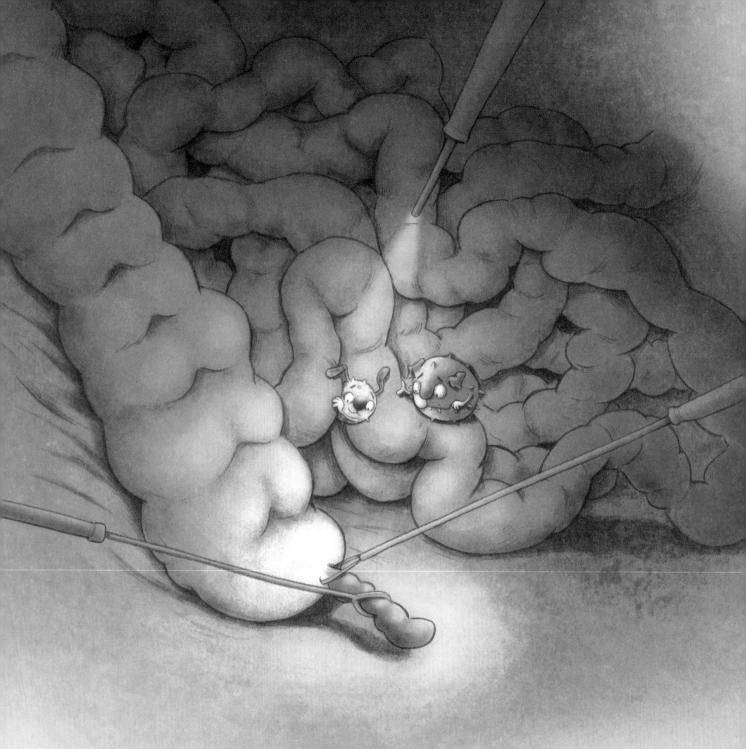

阑尾炎

阑尾是盲肠尾端的一个小小的"死胡同"。这是一个隐蔽的地方，可以远离肠道风暴的侵袭，许多白细胞和细菌生活在这里。有时候阑尾这里会变得十分拥挤，例如：当一块大便堵住了入口，或内部居民与不受欢迎的客人发生争执时，这时阑尾就有可能发炎。阑尾炎可能会自行消退，若无法自行消退，那就只有一种选择：切除阑尾。这只能去医院通过手术来完成。

阑尾手术

　　手术室看起来有点像一个大浴室。中间是手术台,患者躺在上面。阑尾手术之前,医生先会对患者进行麻醉,然后对其腹部的皮肤进行消毒。正式手术时,要在患者肚脐处开一个小切口,通过这个钥匙孔大小的小切口插入一个微型摄像头,这样就可以通过屏幕看清患者腹腔内的情况。另外,还要再开两个小切口用于插入手术工具。医生通过这3个小切口就可以切除阑尾。最后,用自溶线缝合,这样手术就算完成了。

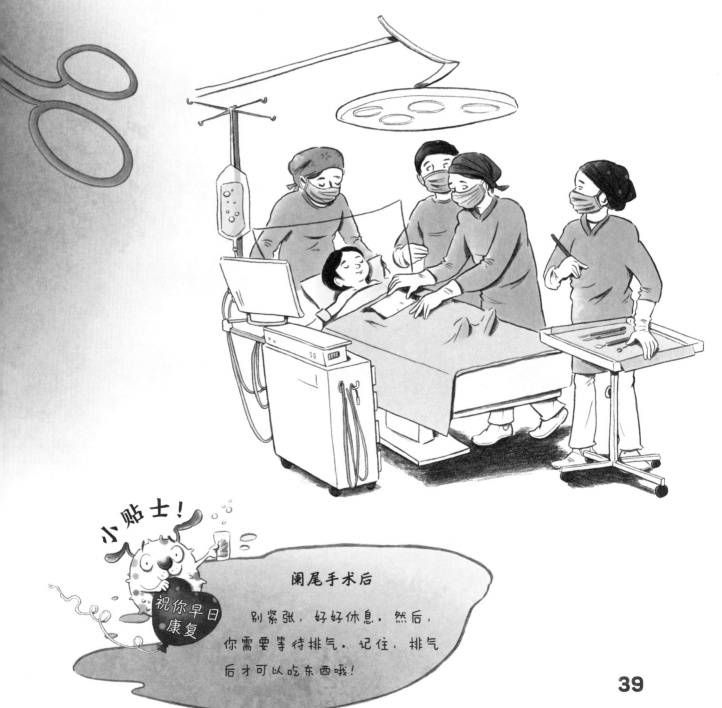

小贴士!

祝你早日康复

阑尾手术后

别紧张,好好休息。然后,你需要等待排气。记住,排气后才可以吃东西哦!

永远也不会无聊

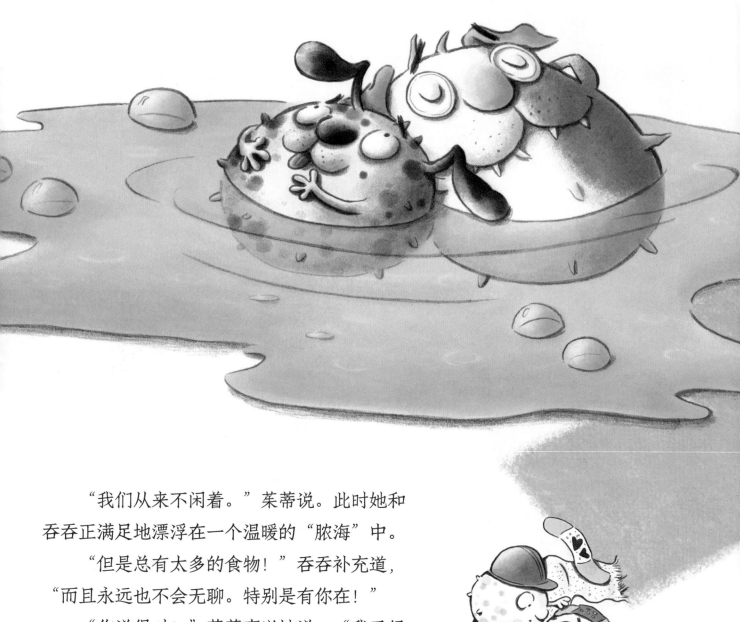

　　"我们从来不闲着。"茱蒂说。此时她和
吞吞正满足地漂浮在一个温暖的"脓海"中。
　　"但是总有太多的食物！"吞吞补充道，
"而且永远也不会无聊。特别是有你在！"
　　"你说得对！"茱蒂高兴地说，"我已经
开始期待我们下一轮的奋战了，伙计！"

"我们一直在你的
身体里，彼此相依
相伴，我会一直
陪伴着你。"

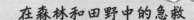

小贴士！

在森林和田野中的急救

在野外擦伤了或被昆虫叮咬了，身边没有药怎么办？尽量确保擦伤部位的清洁，可以用清水进行局部清洗；避免外界的脏水、异物接触伤口，以免感染。如果被昆虫叮咬的地方很痒，忍住，不要用手抓！若身边有肥皂，可以用碱性肥皂水清洗，这样有助于清除毒素。

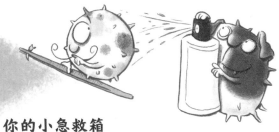

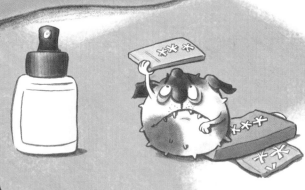

你的小急救箱

干净的纸巾

小瓶消毒喷雾（无酒精，否则会刺激伤口）

创可贴（各种尺寸）

弹性绷带（约7厘米宽）

医用胶带

镊子（带有纹路）

蜱虫夹

小剪刀或小刀

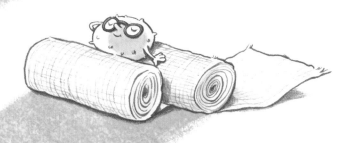

图书在版编目（CIP）数据

生病时你的身体发生了什么 / (德) 卡佳·路德维希
著；(德) 多罗特·曼科普夫绘；成希微, 张碧君译
. — 北京：中国轻工业出版社, 2025.1
ISBN 978-7-5184-4885-2

Ⅰ. ①生… Ⅱ. ①卡… ②多… ③成… ④张… Ⅲ.
①免疫学—少儿读物 Ⅳ. ①R392-49

中国国家版本馆CIP数据核字（2024）第009665号

责任编辑：巴丽华　　责任终审：高惠京
整体设计：梧桐影　　责任校对：朱　慧　朱燕春　　责任监印：张京华

出版发行：中国轻工业出版社（北京鲁谷东街5号，邮编：100040）
印　　刷：北京博海升彩色印刷有限公司
经　　销：各地新华书店
版　　次：2025年1月第1版第1次印刷
开　　本：889×1194　1/16　印张：3
字　　数：50千字
书　　号：ISBN 978-7-5184-4885-2　定价：68.00元
邮购电话：010-85119873
发行电话：010-85119832　010-85119912
网　　址：http://www.chlip.com.cn
Email: club@chlip.com.cn
版权所有　侵权必究
如发现图书残缺请直接与我社邮购联系调换
240149E3X101ZYW

作者

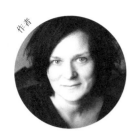

[德]卡佳·路德维希Katja Ludwig

德国科普作家、医生，已经出版《艾莉和奥列格》、《甘草女孩》等多部儿童图书，
2023年荣获德国青年文学奖儿童读物类奖项。

插画师

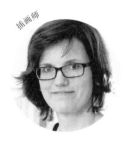

[德]多罗特·曼科普夫Dorothee Mahnkopf

经验丰富的插画师，她从1994年以来一直担任平面设计师和插画师，曾为儿童图书、
学校教材、日报和杂志绘制插图，出版了大量作品。

免疫卫士名单

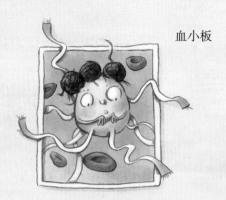

血小板

神秘的嗜酸性粒细胞

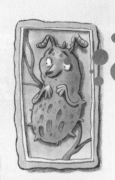

"你在书里发现我了吗？"

吞吞：
巨噬细胞

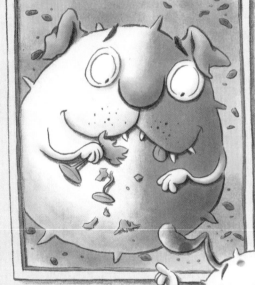

淋巴细胞

茉蒂：
中性粒细胞

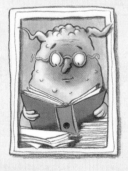

肥大细胞

老记忆细胞：
淋巴细胞

"最后，还有什么更重要的提示：生病受伤时，请保持冷静！还要听从医嘱！"